El Cannabis
Y
La Curación

VENERINA CONTI

DEDICACIÓN

Dedicado a la persona más fuerte y hermosa que tuve el honor de conocer desde su nacimiento a su muerte, Linsey Dagger (1976 - 2010,) mi amiga y Hermana adoptiva. Su lucha contra el cáncer y su voluntad de sobrevivir, mucho más que las predicciones de los médicos, me inspira a vivir todos los días y a ayudar a otros, cuando sea y de la forma que pueda. Su luz aún brilla en mi corazón como un faro que me guía a convertirme en una mejor persona por el bien de otros.

Si aunque sea una sola persona presta atención a lo que he escrito y se beneficia de alguna manera, honestamente estaré en condiciones de afirmar que, para mí, la muerte de Linsey no fue en vano. Te has ido, pero no has sido olvidada. Amada por siempre.

CONTENIDO

AVISO LEGAL

Querido y hermoso ser humano,

Bienvenido a mi pequeño libro.

Gracias por adquirirlo y tomarse el tiempo de leerlo. Me gustaría resaltar especialmente que todo lo aquí escrito, a pesar de que lo haya investigado minuciosamente y esté basado casi completamente en hechos científicos, extraídos de sitios y publicaciones respetables, aun así está basado en mi opinión personal.

No soy una autoridad en la planta de cannabis ni en su potencial de curación. Ni declaro serlo.

Mi única intención es que seas consciente de las propiedades beneficiosas del cannabis medicinal y tal vez disipar algunos mitos. No debes estar de acuerdo con todo lo que diga. De hecho, Me gustaría alentarte a que hagas tu propia investigación y llegues a tus propias conclusiones.

Mi única motivación para escribir este pequeño libro es ya que a que perdí una querida amiga, más bien una hermana adoptiva, debido al cáncer en el 2010 justo después de su cumpleaños número 34, que hubiera estado en la fecha de publicación de este pequeño libro. Dicen que la mirada en retrospectiva es algo maravilloso pero desearía haber sabido en ese momento lo que se ahora.

No estoy afirmando que el cannabis te curará de cualquier manera o forma. Sin embargo, te pido que mantengas una mente abierta cuando abordemos este tema.

Ninguna enfermedad será curada utilizando solo cannabis. Es necesario seguir un buen programa nutricional alcalino y tener un estilo de vida sano donde el trabajo y la relajación estén equilibrados. El estrés debe ser reducido al mínimo y siempre es Bueno meditar o realizar yoga.

La ciencia ha comprobado que el cannabis puede ser de ayuda en muchas formas si es consumido correctamente. También existen muchos testimonios, en Internet, sobre cómo el cannabis ha ayudado a personas en diversos grados. Por ello, tómate un corto tiempo en investigarlos. Puedes encontrarlos en youtube o en motores de búsqueda escribiendo: testimonios curativos del Cannabis.

Advertencia. No todo el cannabis es igual y el cannabis que puedes conseguir en la calle está modificado genéticamente. Por ello, si compras algún tipo cannabis, asegúrate conseguir de grado medicinal o cultívalo tú mismo orgánicamente, para evitar una sobresaturación de THC o pesticidas y otros productos químicos de cultivos.

¡Mantente seguro, se feliz y se saludable!
One Global Love

1 INTRODUCCIÓN

Cuando piensas en cannabis y sus usos, ¿en qué piensas? ¿Drogas ilegales? ¿Drogadictos? ¿Viejos hippies? ¿Personas sentadas en ronda en comunas drogándose? ¿Crímenes y carteles de drogas? - bueno, piénsalo otra vez.

Técnicamente, puede ser todas esas cosas. Sin embargo, el Cannabis es mucho más que una droga recreativa o la mala publicidad que le dan los medios para cumplir con la agenda de las corporaciones. En este punto, es importante recordar que, hoy en día, los medios ya no son imparciales. Están demasiado financiados al mejor postor y las compañías farmacéuticas tienen un interés enorme en que compres sus drogas "legales".

También, debes ser consciente de que muchos estudios de universidades y casi todas las investigaciones publicadas en los principales medios de comunicación son falsos. Estos "llamados" estudios están respaldados por patrocinadores que tienen interés en manejar la opinión pública de la manera que estas corporaciones la deseen direccionar y las farmacéuticas no quieren que dejes de comprar sus productos.

Las compañías farmacéuticas recurrirán a cualquier medida con tal de mantener escondidas las propiedades curativas del Cannabis aún permanecen relativamente desconocidas en los medios principales. Recurrirán a decirte que es mala. Te convencerán de que es adictiva, pero no lo es. De hecho, la mayoría de las drogas legales que compras en el mostrador de la farmacia crean mucha más dependencia que el Cannabis. La codeína, que es un ingrediente activo en calmantes tales como Migraleve, es una sustancia altamente adictiva que, ingiriéndola durante un periodo, utilizando incluso una dosis moderada, puede causar dependencia. Por esa razón, en Portugal, Italia y España es necesario contar con una prescripción para comprar Migraleve y otros fármacos que contienen codeína. Sin embargo, en Gran Bretaña, Migraleve y otras medicaciones, que contienen codeína, pueden ser compradas libremente en la ventanilla se tu farmacia local.

Los cigarrillos crean más dependencia que el cannabis y pueden ser comprados legalmente en cualquier establecimiento. Son promocionados consciente e inconscientemente como sexy, a la moda y cool. Sin embargo, continúan siendo una de las principales causas del cáncer y muertes por cáncer.

A través de comunicados de prensa redactados cuidadosamente, las corporaciones como las grandes farmacéuticas, utilizarán los medios de comunicación principales para inculcarte miedo en con información falsa sobre el cannabis y sus efectos en el cuerpo humano o el cerebro.

Recurrirán a pagar sobornos a los gobernantes para aprobar leyes que prohíban que tengas acceso a la planta. Sin embargo, vale la pena notar que, desde el 2015, el uso de cannabis medicinal y recreativo lentamente se ha legalizado en muchos estados de EEUU y varios países como España, Jamaica, India, Portugal y México entre otros. Con suerte, varios más los imitarán.

No obstante, presta atención. Antes de que te apresures a salir y comprar plantas de cannabis para cultivar, por favor revisa la legislación de tu país o estado.

Volviendo al tema de la ilegalidad del cannabis, la historia nos ha enseñado que imponer leyes de prohibición sirve para dos grandes propósitos. El primero es psicológico. Si creemos que algo es prohibido por ley, y tenemos fe en las "buenas" intenciones de nuestros gobernantes en protegernos, automáticamente creeremos que la sustancia prohibida debe ser mala.

La lógica común indica, que si fuese bueno debería ser legal, ¿no? Ya que la mayoría de nosotros tenemos, en distintos grados, el deseo de creer en la autoridades y en que las autoridades saben más, les creemos sin cuestionarlos.

Podría agregar que, ya que llevamos todos vidas un tanto egocéntricas, y no lo digo en un mal sentido, todos tendemos a quedar atrapados en nuestros propios mundos y rutinas de los que no tenemos pensado cuestionarnos nada hasta que nos es necesario o nos toca personalmente. En muchas maneras que pueden volvernos bastante apáticos sobre varios temas que suceden en el mundo. En mi experiencia personal, también he encontrado muchas personas que consideras el cannabis como tema de conversación tabú.

El segundo propósito principal de la prohibición es el interés económico. Cuánto más ilegal sea una sustancia, mayor es su valor en el mercado negro y sería muy ingenuo pensar que los gobiernos no obtienen recompensas del mercado negro.

Habiendo dado este punto de vista, es seguro afirmar que si convertimos al cannabis como una de las muchas alternativas de curación, las compañías farmacéuticas perderían miles de millones por año y también lo harían nuestros gobiernos. Lo puede ser más impactante es saber que solo los pacientes con cáncer hacen que las compañías farmacéuticas embolsen 100 mil millones de dólares por año.

Uno de las principales obstrucciones y desafíos que aún enfrenta el mundo de la medicina alternativa, según mi punto de vista, es superar el precondicionamiento del público en general al cual ha padecido, y todavía padece. Lo que quiero mostrar con esto es cómo las personas se vuelven condicionadas a pensar en la medicina convencional como la única solución. En verdad, las compañías farmacéuticas emplean a los mejores investigadores de mercados, publicistas y psicólogos que conocen cómo diseñar las campañas publicitarias que jueguen con nuestros mayores miedos y nuestras emociones más delicadas. Nos quieren hacer comprar consciente e inconscientemente. En esencia, hemos sido manipulados hacia la cultura de la "droga legal".

A través de los años, los profesionales han definido una etiqueta para cada condición y las farmacéuticas han respondido con una píldora para cada etiqueta. Somos, falsamente, conducidos a creer que la única solución son sus drogas legales. Sin embargo, hoy en día, es probablemente más real decir que la medicina convencional ya no se trata sobre curar. Se trata de un negocio corporativo de miles de millones de dólares. De hecho, hablando de manera realista, las drogas legales en realidad no tratan la causa raíz de la enfermedad, solo ocultan los síntomas.

Por ejemplo, cuando alguien padece dolor de cabeza o migraña, toma una píldora y el dolor desaparece por algunas horas, un día o una semana, pero la verdadera causa raíz del dolor de cabeza es tratada, la cual podría ser estrés o intolerancia a una alimento en particular, a problemas con la presión sanguínea, el dolor de cabeza volverá y nuevamente ingerirá más píldoras. La persona que sufre el dolor de cabeza o migraña se convierte en dependiente a las drogas para encontrar alivio pero la causa real nunca es tratada. Entonces, el alivio es solo un estado temporal.

Desafortunadamente, vivimos en una época en que queremos soluciones rápidas y resultados inmediatos. La cultura del alivio rápido de "Tomar píldoras" encaja perfectamente dentro de este paradigma y las farmacéuticas están capitalizándolo.

Otro ejemplo de ello es la diabetes. Las drogas suministradas a los diabéticos son prescriptas para ayudar a los pacientes a "controlar" su condición. Ajustan artificialmente los niveles de azúcar en sangre pero en realidad no están curando nada. No están tratando la raíz del problema ni recuperando el funcionamiento correcto del páncreas. Lo único que hacen es hacer la vida un poco más fácil por un tiempo.

Sin embargo, a pesar de que, de acuerdo con hoja informativa publicada por la Organización Mundial de la Salud (OMS), alrededor de 422 millones de personas fallecieron a causa de la diabetes en el 2014; presuntamente mientras tomaban medicación legalmente prescripta por su médico. Y de acuerdo con una investigación realizada por Visiongain, el mercado de la diabetes va a alcanzar un valor de 55,3 mil millones de dólares en el 2017. Entonces, como probablemente ahora puedes ver, definitivamente curar completamente a las personas no es del interés de las compañías farmacéuticas.

De manera similar, para cada tipo de enfermedad en el cuerpo, recurrimos a píldoras para disfrazar el dolor así podemos funcionar con cierto nivel de normalidad, sea lo que sea, y mientras tanto las compañías farmacéuticas siguen facturando con ello.

De acuerdo con las estadísticas publicadas por la Organización Mundial de la Salud, las compañías farmacéuticas tienen un valor de 300 mil millones de dólares. Aparentemente, ese valor va a aumentar a 400 mil millones en los próximos años con el inicio de más enfermedades y la cantidad de personas en aumento a nivel a escala global.

Además, me gustaría agregar que las compañías farmacéuticas, especialmente en los Estados Unidos, son conocidas por ser grandes contribuidores en campañas políticas. Según Open Secrets – el centro para políticas responsables, en el 2012, las compañías farmacéuticas donaron cerca de 50 mil millones de dólares a campañas políticas. Y, a pesar de que, las farmacéuticas tienen predilección por apoyar a los Republicanos, quienes recibieron el 58% de dichos fondos, los Demócratas fueron beneficiados con el 42% de los mismos contribuidores. Entonces, en teoría, no importa quién gane las elecciones, las compañías farmacéuticas están detrás de ambos partidos y su fortaleza se incrementa luego de cada elección.

En el 2008, cuando el Presidente Obama fue elegido en la Casa Blanca, las compañías farmacéuticas firmaron contratos de miles de millones de dólares con el gobierno estadounidense lo que literalmente duplicó o triplicó su valor neto, literalmente, de un día para otro. De acuerdo con Forbes, con la implementación del plan Obamacare, las farmacéuticas llegaron a tener como ganancia un estimado de 45 mil millones de dólares.

Con tanto dinero involucrado, quizás ahora, podrás comprender por qué las compañías farmacéuticas pretenden proteger sus ingresos a toda costa.

"A toda costa" son las palabras claves aquí. Cuando se trata de proteger sus ingresos, las farmacéuticas son bastante inescrupulosas. En el 2009, ocurrió un escándalo cuando alguien filtró un listado de objetivos de una farmacéutica, que tenía como objetivo intimidar o eliminar a profesionales, médicos alternativas u otros diferentes, que no adhieran a sus políticas y a vender sus productos. En una verdadera moda dictatorial, las farmacéuticas han intentado silenciar a cualquiera que hable en su contra.

Desde el 2009, algunos neurópatas, quiroprácticos y médicos con entrenamiento en medicinas alternativas han muerto o desaparecido. En el 2015, 29 médicos naturistas fueron envenenados durante una conferencia de medicinas alternativas en Alemania. Algunos murieron y otros quedaron en condición crítica.

Puedes argumentar que las farmacéuticas no tienen nada que ver con estos acontecimientos. Incluso puedes argumentar que fueron ataques aislados. Si las farmacéuticas estuvieron o no involucradas, directa o indirectamente, en alguno de estos acontecimientos es debatible, porque no hay evidencia alguna a favor o en contra de este argumento, pero no parece ser demasiada coincidencia.

Como nota aparte curiosa, cuando fui a buscar mis fuentes de información originales en Internet, que había leído en el 2009, noté que el sitio web que se refería al escándalo de la lista de objetivos del 2009, y el proceso judicial subsiguiente en Australia, habían sido eliminadas. Sin embargo, encontré un sitio web interesante con una lista completa de *médicos y profesionales de la salud perseguidos (y asesinados)* en <u>www.whale.to</u>

Justamente el año pasado, en el 2015, Novartis fue demandada por el gobierno de EEUU; acusados de 80,000 delitos relacionadas a sobornar médicos para que vendan sus productos. No he visto que ninguno de esos delitos hayan sido sancionados.

Regresando al tema del cannabis, otro dato interesante sobre las farmacéuticas es que, en vez de utilizar la planta de cannabis en su totalidad en un entorno controlado, han experimentado por años con maneras para sintetizarla.

En Portugal, en el 2015, una compañía farmacéutica llamada Bial tuvo éxito; al crear un analgésico en base a cannabinoides sintéticos con la intención de tratar la ansiedad y trastornos de la función motriz asociados con enfermedades neurodegenerativas.

En Enero del 2016, en Rennes (Francia), un laboratorio llamado Biotrial llevó a cabo un experimento con esta droga sintética; utilizando 8 pacientes sanos. A 2 pacientes se les suministró placebos y a los 6 restantes se les suministró distintas dosis de la droga sintética. El resultado fue que, de los 6 a los que se le suministró la droga, 1 sufrió daños cerebrales irreversibles y los otros 5 fueron internados en terapia intensiva en condiciones críticas.

Hasta lo que yo sé, hasta ahora, no se han reportado muertes relacionadas al uso del Cannabis. Naturalmente, los consumidores de cannabis han fallecido. Todos lo haremos algún día, pero no ha habido ninguna muerte informada como consecuencia directa del consume de cannabis. Y probablemente nunca los vaya a haber.

La espectacular noticia es que, de acuerdo a un artículo de investigación llamado *Substituir con cannabis los medicamentos recetados, el acohol y otras sustancias entre pacientes de cannabis medicinal: El impacto de los factores contextuales* realizada por el Centre for Addictions Research of BC - University of Victoria en Canadá – de las 410 personas encuestadas, el 80.3% afirmó que estaría dispuestos a sustituir los medicamentos recetados por el cannabis. Entonces, más y más personas parecen estar abiertas a las propiedades curativas de esta antigua planta.

Entonces, ¿es seguro el uso del cannabis? Sí. ¿Lo debes fumar? No. De hecho, si lees completamente este pequeño libro, probablemente te sorprenderás al descubrir que existen varias formas diferentes de utilizar el cannabis y cada una tiene un propósito.

Cuanto más tiempo vivo, más descubro que la curación existe alrededor nuestro en la naturaleza. Solo necesitamos saber qué es lo que estamos buscando, dónde buscarlo y cómo emplear las propiedades beneficiosas que tiene cada planta.

Cannabis, a pesar de su reputación como droga recreativa, solo es otro regalo de la madre naturaleza en forma de planta con varias propiedades curativas.

2 BREVE HISTORIA DEL CANNABIS

¿Alguna vez te has preguntado de dónde proviene la planta de Cannabis? Bien, de acuerdo con el libro: "Marihuana: The First Twelve Thousand Years," aparentemente se origina en áreas que conocemos, hoy en día, como Mongolia y el sur de Siberia hace unos 12,000 años, lo que la convierte en una de las plantas más antiguas conocidas por el ser humano.

Debo mencionar aquí que, hoy en día, existen diferentes tipos de cannabis. Existen el cannabis sativa, el cannabis indica y el cannabis ruderalis. Cada variedad ha sido desarrollada para tener diferentes características y diferentes niveles de contenido de cannabinoides. La variedad que contiene menos contenido de cannabinoides, y probablemente es con la que estás más familiarizado, es llamada cáñamo.

De acuerdo con Abel, remontándonos a unos 10,000 años atrás, los chinos utilizaban cáñamo en sus cerámicas y como una fibra resistente para fabricar tela tejida de manera casera.

"El descubrimiento de que las tiras trenzadas de fibra eran mucho más resistentes que las tiras individuales fue seguido por los desarrollos en el arte del tejido y el hilado de fibras en telas— innovaciones que terminaron con la dependencia del hombre en la pieles de animales para su vestimenta. Aquí también, los chinos eligieron las fibras de cáñamo para fabricar sus primeras prendas caseras. Tan importante era el lugar que ocupaba la fibra del cáñamo en la antigua cultura china que el Libro de los ritos (segundo siglo A.C.) ordenaba que por respeto a los muertos, los deudos debían vestir ropas hechas con tela de cáñamo, una costumbre seguida hasta los tiempos modernos. A pesar de que los rastros de las primeras telas chinas han desaparecido, en 1972 se descubrió un lugar de sepultura que databan de antes de que las dinastía Chou (1122-249 A.C.) fuera descubierta. En él se encontraron fragmentos de ropas, algunos recipientes de bronce, armas y piezas de jade. La inspección a esa ropa demostró que estaba hecha de cáñamo, convirtiéndola en el más antiguo espécimen de cáñamo preservado."

Abel continuó mencionando cómo los chinos utilizaban el cáñamo para fabricar zapatos y, subsecuentemente, papel. Se presume que en el siglo 9no DC, con la invención del papel y con la Batalla de Samarkand entre los chinos y los árabes, el mundo árabe tuvo conocimiento de la planta y comenzó a cultivar plantas de cannabis en sus propias regiones.

A lo largo de la historia, en países como India, Tíbet y Persia, el cannabis también fue usado con propósitos mágicos, religiosos y medicinales. A medida que el tiempo pasó, cuando la magia, la superstición y las enfermedades iban todas de la mano, las personas crearon amuletos y talismanes con la planta y quemaron hojas en rituales de limpieza y prácticas chamánicas. Los Lamas tibetanos quemaban la planta para alejar a los espíritus malignos. En la India, el cáñamo era considerado sagrado porque se consideraba que era una planta relacionada directamente con Shiva. Fue un tiempo después, con el advenimiento de la práctica sistemática de la medicina, que los chinos comenzaron a utilizar el cannabis como un anestésico natural y una planta medicinal.

Por supuesto, que con las guerras, el surgimiento de las colonias y el descubrimiento de un nuevo mundo, el cannabis lentamente encontró la manera de llegar a todos los hogares de todos los países.

En su libro, Abel explica detalladamente cómo el cannabis llegó a ser considerado de manera prestigiosa en cada país y cómo fue viajando a lo largo del mundo. Está disponible en Internet en formato pdf y he agregado un enlace en la sección de referencias. Por lo tanto, si quieres aprender más, realmente vale la pena leerlo.

La pregunta es: *Si el cannabis ha sido utilizado desde hace tanto tiempo, por tantas culturas, ¿cómo y por qué llegó a convertirse en ilegal?*

De acuerdo con la Unidad Independiente de Monitoreo de Drogas (Independent Drug Monitoring Unit), en el 1928, en el Reino Unido entró en vigor la Ley de Drogas Peligrosas de 1925 de la Sociedad de las Naciones que fue concebida para combatir el problema de los inmigrantes ilegales que consumían opio y cocaína en suelo nacional, lo que causaba mala prensa. A pesar de que se sabía poco del uso del cannabis, y el cáñamo utilizado en la producción nunca fue considerado como cannabis, nadie realmente hizo lobby a favor o en contra de la planta. Aparentemente, solo fue agregada porque Egipto y Turquía solicitaron que estuviera. Consideraban a la planta como una droga peligrosa, a nadie le interesó investigarlo, a nadie realmente le importaba si realmente lo era, y de esta manera se convirtió en ilegal en las 57 naciones que conformaban la Sociedad.

En los Estados Unidos se convirtió ilegal debido a la mala prensa y a la campaña anti-cannabis llevada a cabo por Harry J Aslinger quien, en los años 1930, fue el jefe de Oficina Federal de Narcóticos (Federal Bureau for Narcotics). Para obtener información más detallada, tómate un tiempo en leer el artículo completo del sitio de Independent Drug Monitoring. He agregado en enlace en la sección de referencias al final de este ebook.

En los tiempos modernos, podrás encontrar que hay varios países como España, y en varios estados de EEUU, que han legalizado el cultivo y el uso del cannabis para consumo personal. A pesar de que su venta está estrictamente prohibida e incluso aunque el consumo personal del cannabis es legal, podrás encontrar que existen restricciones, vigentes, sobre la cantidad de plantas que tienes permitido cultivar.

También podrás encontrar que necesitas un permiso especial para cultivar, como por ejemplo es solicitado por España. Entonces, por favor chequea las leyes locales de tu país antes de decidir comenzar a cultivar de cannabis.

Para mayor información, he encontrado un artículo muy humorístico en Thrillist que pone las cosas en perspectiva. Podrás encontrarlo al final de este libro.

3 CANNABIS LA PLANTA

Como mencioné en el capítulo anterior, el Cannabis y sus usos se remontan a al menos unos 12000 atrás. Quizás te sorprenda saber que entre 1850 y 1942 el cannabis estaba realmente listado en la Farmacopea de Estados Unidos como remedio contra las nauseas, y los dolores reumáticos y de parto. Por supuesto, después se convirtió en una sustancia ilegal y fue prohibida.

A través de la perseverancia de sus defensores, en las últimas tres o cuatro décadas, se realizaron muchas investigaciones científicas, globalmente, en entornos monitoreados cuidadosamente. Lento pero seguro, los científicos alrededor de todo el mundo están descubriendo los beneficios médicos de la planta de cannabis. Por lo tanto muchos países están legalizando el uso de la marihuana medicinal.

Más importante aún es que estos descubrimientos científicos están haciéndose de conocimiento público a través de publicaciones de investigación en revistas científicas, resúmenes que aparecen en la red y científicos que hacen sus documentales.

Con el enorme crecimiento de Internet en las últimas décadas y el crecimiento en el uso de smartphones con acceso directo a Internet, la información está siendo compartida a una velocidad sorprendente en, casi, todos los rincones del mundo. Todos los días, personas como tú y yo pueden publicar lo que deseen, cuando lo deseen y desde donde estén. Entonces, si realizas una pequeña investigación, encontrarás una infinidad de páginas web, blogs y videos de youtube que defienden con testimonios las propiedades curativas beneficiosas del cannabis en todas sus formas y usos.

Pero, ¿por qué el Cannabis es tan beneficioso y cuáles son sus propiedades? Comencemos con las propiedades.

Antes que nada, deberías saber que la planta de cannabis puede ser macho o hembra. Para agregar más información, la planta de Cannabis produce tanto flores macho, llamadas *estaminadas,* o flores hembra, conocidas como *pistillatadas*. Algunas plantas de Cannabis producen flores tanto hembras como macho en diferentes partes de la planta. Sin embargo, aparentemente, es bastante difícil encontrar una planta que tenga flores macho y hembra creciendo juntas al unísono en la misma parte de la planta.

Sin tornarnos demasiado técnicos en la botánica y la química, para el propósito de este libro es suficiente saber que la parte exterior de la planta hembra es donde los terpenoides y los cannabinoides son producidos entre otros compuestos químicos; 800 en total.

Los terpenoids también son conocidos como, o a veces se refieren a ellos como, *isoprenoides* y son los responsables de darle a la planta ese olor, sabor y color particular. Los Terpenoides o Isoprenoides no son exclusivos de la planta de cannabis. De hecho, son un ingrediente fundamental para la producción de aceites esenciales utilizados en la Aromaterapia. Son lo que se incorpora dentro del aceite y le da un aroma fuerte como, por ejemplo, eucalipto, lavanda o limón.

Los cannabinoides, por otro lado, son exclusivos de la planta de cannabis o es lo que originalmente se pensaba. Lo explicaré más adelante.

Aparentemente existen unos 85 tipos diferentes de cannabinoides en una sola flor. Sin embargo, es importante resaltar que solo algunos son psicoactivos; no todos.
Los dos tipos de cannabinoides más importantes de los que las personas hablan son: tetrahidrocannabinol (THC,) que contiene propiedades psicoactivas y el cannabidiol (CBD) que no es psicoactivo. De hecho, el CBD tiene el efecto opuesto. Sirve para calmar a las personas de los efectos del THC.

Más arriba, mencioné que originalmente se creía que los cannabinoides se encontraban exclusivamente en la planta de cannabis, sin embargo de acuerdo con estudios realizados en la década de 1980 se dio a conocer el llamado sistema endocannabinoide. Básicamente, los científicos descubrieron que el cuerpo humano produce su propio conjunto de cannabinoids que son responsables de nuestras emociones, nuestro apetito y nuestros patrones de sueño. El prefijo endo significa producido internamente.

Estos cannabinoides naturales, que se pueden encontrar en nuestro cuerpo, interactúan con dos receptores específicos conocidos como CB1 que se encuentra en nuestro sistema nervioso, en nuestras terminales nerviosas y en nuestro cerebro, y CB2 que se encuentran en nuestro sistema inmune.

Explicado lo más simple posible, un receptor es una molécula de proteína que puede tener tanto por dentro como por fuera una membrana celular. Su función es recibir señales químicas en el exterior de la célula, transmitirlas a la célula y provocar que esa célula responda de alguna manera.

Entonces, ¿qué ocurre cuando ingerimos cannabis? Bien, los cannabinoides de la planta de cannabis ingresan a nuestro cuerpo y se enlazan con los cannabinoides naturales. Esto causa una reacción que afecta nuestro humor, sueño, apetito, movimientos, emociones, proceso de pensamiento, memoria y la habilidad de nuestro cuerpo de combatir enfermedades y curarse naturalmente a sí mismo. Esta es la razón por la cual mucha gente usa el cannabis destacan que tienen más apetito, o que se sienten más relajados o que duermen mejor. En otras palabras, el cannabis trabaja en conjunto con nuestros propios cannabinoides.

4 CANNABIS – BENEFICIOS TERAPEÚTICOS

De acuerdo con el artículo publicado en el British Journal of Clinical Pharmacology, de 2012, el cual dividí en secciones, el cannabis:

" ... *se ha informado que tiene propiedades antiinflamatorias, de este modo es útil para trastornos neuroinflamatorios, que incluyen esclerosis múltiple para el cual el CBD combinado con Δ⁹-THC (Sativex®) ha sido recientemente autorizado como agente aliviador de síntomas para tratamientos de la espasticidad y el dolor.*

En base a sus propiedades anticonvulsivas, el CBD ha sido propuesto para tratamientos de la epilepsia, y también para tratamientos de desórdenes del sueño en base a su capacidad de inducir el sueño.

El CBD tiene propiedades anti tumores que explican su potencial contra varios tipos de cáncer.

El CBD ha mostrado recientemente un perfil interesante para trastornos psiquiátricos, como por ejemplo, puede servir como antipsicótico y ser un compuesto prometedor para el tratamiento de la esquizofrenia, pero también tiene potencial como ansiolítico y antidepresivo, siendo también efectivo para otros trastornos psiquiátricos.

Por último, en base a la combinación de sus propiedades antiinflamatorias y antioxidantes, se ha demostrado que el CBD tiene un interesante perfil neuroprotector como indican los resultados obtenidos por medio de intensas investigaciones preclínicas en una gran cantidad de trastornos neurodegenerativos, en particular los tres desórdenes abordados por este análisis, isquemia neonatal (solo CBD), enfermedad de Huntington (HD) (CBD combinado con Δ^9-THC como en Sativex®) o enfermedad de Parkinson (PD) (CBD probablemente combinado con fitocannabinoides Δ^9-tetrahidrocannabivarina, Δ^9-THCV), trabajo que ha progresado recientemente en el área clínica en algunos casos específicos.

El potencial neuroprotector del CBD para el tratamiento de algunos trastornos neurodegenerativos, por ejemplo la enfermedad de Alzheimer derrames cerebrales y esclerosis múltiple, también ha sido investigado en estudios que obtuvieron resultados positivos"

Tomando en consideración el artículo anterior, echemos un vistazo más de cerca en el por qué el cannabis es considerado un tratamiento efectivo para las enfermedades mencionadas. Me gustaría resaltar que mi intención no es entrar en detalles ni brindar una descripción detallada de cada una. Mi intención es brindarte una síntesis que te aliente a realizar tu propia investigación y llegues a tus propias conclusiones.

Esclerosis Múltiple

Esclerosis múltiple es el nombre que recibe la enfermedad autoinmune causada por la inflamación de las vainas de mielina que recubren las neuronas en la columna vertebral y en el cerebro. Sus consecuencias son espasmos musculares y espasticidad.

¿Qué significa, explicado más simple? Básicamente, que nuestro cuerpo tiene su propio ejército de células dedicadas a defendernos de ataques externos como por ejemplo de virus. A este ejército de células protectoras se lo denomina sistema inmune y las células son también conocidas como células inmunológicas.

Las personas que padecen esclerosis múltiple, en vez de proteger a su cuerpo, estas células inmunológicas atacan el sistema nervioso central de su cuerpo. Los nervios (neuronas) en nuestro sistema nervioso central están recubiertos por una capa protectora, que se llama vaina de mielina.

Cuando las células inmunes atacan el sistema nervioso, provocan una inflamación en la capa protectora. Cuando ocurre durante un periodo de tiempo, esta inflamación provoca daños a largo plazo e irreversibles; que causa que las personas que padecen EM sufran pequeñas y cortas ráfagas de dolores musculares (espasmos) temporarios y contracciones agudas de los músculos, también descriptas como sensación de rigidez (espasticidad). Afecta en su totalidad al sistema muscular y óseo del cuerpo, lo que provoca problemas de movilidad, causa mucho dolor, incapacidad de dormir y, en algunos casos, depresión. Por supuesto, la gravedad de los síntomas difiere entre paciente y paciente.

Los ensayos clínicos concluyeron que, debido a los receptores CB1 que mencioné en el capítulo anterior, el Cannabis desacelera la respuesta inmune y por lo tanto reduce la inflamación de las vainas de mielina; reduciendo la gravedad de los espasmos, espasticidad y el dolor que sienten las personas que lo sufren. Como consecuencia de la reducción del dolor, las personas que padecen EM duermen mejor y tienen más control sobre sus funciones motoras.

Epilepsia

Epilepsia es un trastorno neurológico que, debido a cierta actividad cerebral en el cerebro, que provoca que las personas que lo padecen sufran convulsiones, que provoca que se desmayen y queden inconscientes por un periodo de tiempo. Es importante resaltar que no todas las convulsiones son iguales y que una persona puede sufrir diferentes convulsiones.

En Internet, podrás encontrar una abundante cantidad de testimonies de padres que le administraron a sus hijos una distintas dosis de extracto líquido de cannabis con alto contenido de CBD (cannabidiol) y bajo en THC (el ingrediente psicoactivo.) Los resultados obtenidos, para controlar convulsiones, fueron sorprendentes y animo a todos a que también miren algún video de documentales en youtube.

Sabiendo lo que sabemos ahora sobre el cannabis y su potencial para proteger células nerviosas y la actividad cerebral, la manera en que controla las convulsiones es comprensible.

Sin embargo, mientras realizaba este pequeño libro, me enfrenté con la realidad de que, a pesar de que el artículo anterior afirma que: *"El CBD ha sido propuesto como tratamiento de la epilepsia,"* a la fecha, Mayo del 2016, no existen resultados reales de investigaciones clínicas ni ensayos clínicos. Todos los resultado que encontré se refieren a estudios no controlados o a padres y personas que sufren de epilepsia que se auto medican.

Tal vez ahora que el cannabis medicinal fue declarado legal en varios lugares, salgan a la luz nuevas investigaciones en el futuro cercano. ¡Espero que ocurra!

Cáncer

Iba a escribir un capítulo enorme sobre los beneficios del cannabis en el tratamiento del cáncer pero luego descubrí un sitio web maravilloso: Higher Perspectives.com. Si nunca has visitado la página, deberías hacerlo. Las personas que administran la página se han tomado un gran trabajo en compilar una increíble colección completa de enlaces sobre investigaciones científicas que promueven los beneficios curativos del cannabis en pacientes con distintos tipos de cáncer.

En la sección Apéndice de este libro, he publicado algunos de esos enlaces para que los puedas analizar. Los encontrarás catalogados bajo su propia sección. Aun así, todos merecen ser leídos.

Si utilizas los motores de búsqueda, también podrás encontrar que Internet está llena de testimonies de personas que se auto administran cannabis como tratamiento contra el cáncer que padecen o se lo han administrado, de alguna manera, a un ser querido. Podrás ver, rápidamente, los increíbles resultados que obtuvieron. Youtube es otro lugar donde podrás encontrar cientos, y por qué no miles, de testimonios.

La pregunta sigue en pie: "¿Por qué el Cannabis funciona en el tratamiento de pacientes con cáncer?"

Para responder a esta pregunta, es necesario comprender como funcionan el cáncer y las células. Antes que nada, debes saber que todos nosotros tenemos cáncer. Debido a que somos seres vivos compuestos de células, cualquiera de estas células puede mutar en cualquier momento. Justamente ocurre en la mayoría de los casos, que el mecanismo de defensa de nuestro cuerpo las encuentra, reconoce que no son buenas y las elimina sin que seamos conscientes de que haya ocurrido algo. Realmente el cuerpo humano es increíble. Pero solo ocurre en algunos casos, en que el cuerpo no reconoce la naturaleza ajena de la célula o es incapaz de eliminarla, que es cuando el cáncer, la enfermedad como la conocemos, comienza a gestarse.

Otro dato que debes saber es que cada membrana celular tiene lo que es conocido como esfingolípidos interconvertibles. Interconvertible se explica por sí solo. Por otro lado, los esfingolípidos son sustancias solubles en grasa que componen de células vivas. Se ubican principalmente en la membrana celular y son responsables de recibir transmisiones que van a las células y de reconocer a la misma célula. Las investigaciones sobre el cáncer, realizadas en los últimos años, sugieren que existe evidencia sobre que los Esfingolípidos son, en realidad, responsables de la vida y muerte de las células.

Algunos Esfingolípidos son más simples que otros que son más complejos. Los simples son conocidos como ceramidas. Por supuesto, la química de todo lo que he mencionado va más allá de lo que explico aquí, pero quiero mantener las información lo más simple posible para que cualquier persona que no sea químico pueda comprenderla.

En investigaciones sobre el cáncer se ha encontrado que las ceramidas pueden tanto proliferar el crecimiento de células cancerígenas como destruirlas; dependiendo de otro factor importante. De acuerdo al documento de investigación *Diverse functions of ceramide in cancer cell death and proliferation* < ... *existen diversas funciones de las ceramidas generadas de manera endógena, que parecen depender del contexto, están reguladas por la ubicación subcelular/de la membrana y la presencia/ausencia de objetivos directos de estas moléculas lipídicas.>*

Entonceso, lo que sabemos es que, si existe una producción saludable de ceramidas las células cancerígenas pueden ser eliminadas del mismo cuerpo. Si, por el contrario, existe un defecto en la producción de ceramidas, junto con otros factores, el cáncer puede crecer libremente.

Entonces, ¿cómo encaja el cannabis en todo esto?

Bien, vimos en el capítulo anterior que los cannabinoides de la planta de cannabis son similares a los cannabinoides naturales que se encuentran en nuestro cuerpo. Vimos que existen dos tipos de cannabinoides en nuestro cuerpo, CB1 y CB2, y sus funciones. También hallamos que una vez que el cannabis es ingerido, los cannabinoides de la planta se combinan con nuestros propios cannabinoides. Al hacerlo, activan nuestro sistema inmune o nuestro propio sistema celular de mensajes.

Nuestro sistema inmune está diseñado para protegernos, como ya sabes, pero a veces el estrés, los virus, las enfermedades y otras causas pueden debilitar nuestras defensas. Entonces, lo que nuestro cuerpo no puede producir para defendernos es proporcionado por los cannabinoides externos.

De acuerdo con el artículo *How Cannabis Oil works to kill Cancer Cells* de Dennis Hill, Se *sabe que el THC y el CBD son biomiméticos para la anandamida , es decir, que el cuerpo puede utilizar tanto uno como otro de manera intercambiable. Por lo tanto, cuando la demanda por estrés, lesión o enfermedad de anandamida endógena aumenta esta puede ser producida por el cuerpo, Si la tensión es transitoria, entonces el tratamiento puede ser transitorio. Si la demanda es sostenida, tales como en el cáncer, el tratamiento necesita proporcionar una presión sostenida del agente de modulación en los sistemas homeostáticos.*

Enfermedad de Huntington

La enfermedad de Huntington, que provoca una degeneración del cerebro, generalmente es hereditaria. Es provocada por la mutación de un gen que a menudo es heredado. A medida que la enfermedad avanza, las personas que lo padecen pierden el pleno funcionamiento cognitivo. También provoca movimientos espasmódicos repentinos y comportamiento repetitivo. Actualmente, la medicina convencional no ofrece una cura para la enfermedad de Huntington. Los médicos pueden prescribir antidepresivos, antiinflamatorios pero con escasos resultados.

De acuerdo con el estudio *Neuroprotective effects of phytocannabinoid-based medicines in experimental models of Huntington's disease*, los ensayos clínicos con ratas inducidos con cannabis comprobaron que es efectivo en reducir los síntomas físicos al igual que en inducir un estado de relajación. Este estudio fue realizado en el 2011, así que sin dudas hoy en día, con la legalización del cannabis en varios países, probablemente se estén realizando ensayos en "humanos" mientras escribo.

Enfermedad de Parkinson

Como puedes, o no, saber, el Parkinson es una enfermedad progresiva y debilitante que afecta al sistema nervioso y a las células nerviosas que se encuentran en el cerebro; especialmente aquellas responsables de los movimientos.

Es importante resaltar que nuestras células nerviosas (neuronas) producen una sustancia química conocida como dopamina que señala a nuestro cerebro los movimientos de nuestro cuerpo. Cuantas más células que creen dopamina tengamos, tendremos más capacidad de movimiento. De manera similar, cuantas menos células que produzcan dopamina tengamos, será menor la capacidad de movimiento.

En la enfermedad de Parkinson existe una degeneración de las células nerviosas lenta pero progresiva hasta que mueren. Como estas células mueren, naturalmente, la producción de dopamina se reduce, lo que provoca una limitación en la capacidad de movimiento y otras patologías que están relacionadas a las funciones motoras del cuerpo. Tragar se vuelve difícil. Caminar se torna casi imposible. Las personas con esta enfermedad sufrirán dolores muy intensos debido a la rigidez en el cuerpo. Algunos pueden sufrir depresión e incapacidad de dormir.

Hasta el día de hoy, se conoce muy poco sobre las causas exactas del Parkinson, aunque hay muchas especulaciones. Algunos afirman que los responsables son los genes y el medioambiente. Otros sostienen que la mutación genética tiene cierta influencia. También fueron sugeridos como causa directa los pesticidas y los químicos.

Sin embargo, no existe un conocimiento específico de la causa. Por lo tanto, tampoco existe una cura conocida. La medicación convencional puede aliviar el dolor y ayudar con los movimientos hasta cierto grado pero no es una cura.

Como con varios estudios a los que me he referido, se ha hallado que los cannabinoides proporcionan protección a las células nerviosas. Entonces, en el caso específico del Parkinson, el cannabis puede retrasar la progresión de la enfermedad al disminuir la velocidad a la que se degeneran las células nerviosas. Entonces, esto retrasa la reducción de dopamina y permite que el cuerpo retenga cierto grado de movilidad.

Al igual que los estudios realizados sobre Esclerosis múltiple, las personas que padecen Parkinson que utilizan cannabis, como tratamiento alternativo, notaron que dormían mejor y una notoria reducción en el dolor.

Alzheimer

Bastante similar al Huntington, el Alzheimer es una enfermedad que causa degeneración del tejido neural. A diferencia del Huntington, no es hereditario. Normalmente afecta a personas de más de 65 años. Su salud mental y física se deteriora a tal nivel que se tornan incapaces de cuidarse a ellos mismos.

En Enero del 2016 un documento de investigación llamado *Safety and Efficacy of Medical Cannabis Oil for Behavioral and Psychological Symptoms of Dementia: An-Open Label, Add-On, Pilot Study* publicó los resultados concluyentes del ensayo que involucró a 11 humanos voluntarios; que padecían alzheimer. Solo 10 pacientes llegaron hasta el final del ensayo pero los resultados beneficiosos fueron de consideración para esos 10. Experimentaron menor ansiedad, menor mal humor, menor agresión y durmieron mejor.

Glaucoma

Glaucoma es una enfermedad que afecta a los ojos. Es causada por el daño del nervio óptico y puede producir ceguera lateral o pérdida completa de la visión. Una de las principales causas del Glaucoma es, lo que se conoce como, presión intraocular (IOP) o, dicho de otra manera, una alta presión en los ojos. Otra causa es la falta del flujo sanguíneo en el nervio óptico.

Las investigaciones concluyeron que el cannabis es efectivo, en cierto grado, en reducir la presión intraocular, así como también reduce la presión sanguínea del cuerpo, lo que significa que hay menor flujo sanguíneo en los ojos. Esto, así como lo mencioné anteriormente es una de las causas del glaucoma. Entonces, los beneficios obtenidos del uso de Cannabis son, de hecho, contrarrestados. Otra desventaja encontrada, durante ensayos clínicos, fue que la presión intraocular solo se reduce 3 o 4 horas. La conclusión es que se necesitan realizar más investigaciones en esta área.

5 REALIDADES Y MITOS

Mito No. 1 -   El uso de Cannabis causa pérdida de la memoria y daños cerebrales.

Realidad -   El cannabis no causa pérdida de la memoria ni daños cerebrales.

De acuerdo con el documento de investigación, ***Impact of cannabidiol on the acute memory and psychotomimetic effects of smoked cannabis: naturalistic study: naturalistic study [corrected].*** *"Los grupos no diferencian el contenido de THC del cannabis que fuman. A diferencia de los impedimentos notables recordados por los individuos que fumaron cannabis bajo en cannabidiol, los participantes que fumaron cannabis con alto contenido de cannabidiol demostraron no tener impedimentos de la memoria."*

He leído, dudosos, artículos científicos que sugerían que durante "efecto" inducido por el consumo de cannabis, el THC provoca una alteración en la memoria a corto plazo y en la habilidad para comprometerse algo la memoria a largo plazo. Sin embargo, considero que los consumidores de cannabis estarán en desacuerdo con esto al igual que yo.

Para que esto sea cierto, el sujeto debe estar muy muy drogado, casi en un estado de coma, que significa ingerir una dosis de THC muy por encima del nivel de tolerancia, que actualmente es de unos 50mg por día.

También considero que para que esta investigación sea validada, se deben tomar en consideración otros factores como: la edad del sujeto, su conciencia al momento del consumo y su capacidad mental real para memorizar y tener recuerdos. Si alguien ya padece poca memoria, obviamente tendrá mala memoria cuando consuma cannabis. Habiendo dicho esto, de acuerdo con un artículo publicado por the Telegraph, Ohio State University, *"se han hallado elementos específicos de la marihuana pueden ser buenos para el envejecimiento del cerebro al reducir su inflamación y posiblemente incluso estimular la creación de nuevas células cerebrales. La investigación sugiere que el desarrollo de drogas legales contienen ciertas propiedades similares a aquellas que se encuentran en la marihuana pueden ayudar a prevenir o retrasar el inicio de la enfermedad de Alzheimer."*

Mito No. 2 -   El consumo del Cannabis provoca to cáncer

Realidad -   Se ha comprobado que los cannabinoides que se encuentran en el Cannabis reducen tumores.

De acuerdo con el Medical News Today, la investigación llevada a cabo por la Universidad Complutense en España, "*THC induce la muerte de células cancerígenas del cerebro en un proceso conocido como "autofagia". Cuando los tumores humanos en ratones eran combatidos con dosis de THC, los investigadores hallaron que dos receptores celulares estaban particularmente asociados con una respuesta anti-tumores. Los investigadores hallaron que al administrar THC al ratón con tumor humano se iniciaba la autofagia y provocaba que el crecimiento del tumor se reduzca. Dos pacientes humanos con un tumor cerebral muy agresivo a los que les administraron de manera intracraneal THC también mostrarlos signos de autofagia similares, tras realizarles análisis.*"

Mito No. 3 – Los consumidores de cannabis son drogadictos.

Realidad - Psicológicamente hablando, el cannabis no contiene sustancias químicas adictivas de ninguna manera.

Lo que es adictivo es el tabaco que algunos consumidores mezclan con el cannabis cuando lo fuman. El tabaco es realmente una sustancia adictiva y peligrosa para la salud – el cannabis no.

Dudo que esto suceda pero, si un consumidor de cannabis afirma ser adicto, es más probable que esté "psicológicamente" enganchado al efecto, o a la sensación de tranquilidad, que obtienen del THC. Esto implicaría que ya tienen cierta forma de personalidad "adictiva". Por lo tanto, se deben tener en cuenta varios factores psicológicos antes de que un estudio pueda comprobar la adicción al cannabis.

Como nota final, conozco varias personas que solo fuman un porro por día, antes de ir a dormir. Los ayuda a relajarse, meditar mejor y mejora la calidad de su sueño. Durante el día, actúan perfectamente de manera normal. No tienen ansias de un porro ni son adictos. De hecho, pueden pasar largos periodos sin consumir nada de cannabis y no tienen ningún efecto secundario ni ansias.

Mito No. 4 - El consumo de Cannabis provoca comportamientos delictivos

Realidad - Debido a la manera que el cannabis afecta la mente y el cuerpo, las personas que tiene los efectos del contenido de THC, francamente, están demasiado atontados o "felices" como para comportarse criminalmente.

Probablemente, es más acertado decir que el uso de cannabis entre criminales es alto y no que el cannabis provoca comportamientos delictivos. Es un hecho documentado que el consume de alcohol provoca más actividades delictivas que el uso del cannabis.

Además, en Colorado, se ha informado que el crimen se redujo en un 14,6% desde que se legalizó el cannabis. Y anterior a eso, las principales actividades criminales, relacionadas al cannabis, eran cultivar, conducir bajo sus efectos, posesión y venta.

Mito No. 5 – Los consumidores de cannabis se pasan todo el día drogados.

Realidad - Es la afirmación más absurda que escuché en mi vida.

Es lo mismo que decir que todos los bebedores están todo el día alcoholizados. Mientras que algunas personas disfrutan beber socialmente, realmente se apodera de tu vida cuando te conviertes en alcohólico. De la misma manera, mientras, sin dudas, hay personas en el mundo que consumen frecuentemente de manera recreativa, o quizás abusan de su consumo, el uso médico del cannabis no tendrá un efecto que dure todo el día. Para que ello ocurra, debes ingerir grandes cantidades varias veces   al   día.

El uso de cannabis, como las medicaciones, el alcohol, los alimentos etc. deben ser consumidos de manera moderada; de acuerdo a la necesidad y tolerancia de cada individuo. Si nunca has consumido cannabis, no debes comenzar tomando una cucharada entera de aceite de la primera vez que lo consumas. Debes comenzar con menos de un cuarto de cuchara y dejar que tu nivel de tolerancia aumente con el tiempo.

6 TÉ DE CANNABIS

Como mencioné anteriormente, no debes fumar cannabis. Existen muchas otras maneras de consumir la planta sin tener que inhalarla. Una de esas maneras es tomarlo en té y cuando lo haces, los efectos son mucho más leves que con cualquier otra manera de consumo.

Ya que todos los días sale a la luz nueva evidencia científica en relación a las propiedades beneficiosas de esta planta, nadie sabe realmente su potencial. Sin embargo, algunos beneficios de tomar una infusión de té de cannabis son: atenuar la ansiedad, inducir un estado de relajación, aliviar dolores crónicos y reducir nauseas.

De acuerdo con la Sociedad para la Confluencia de Festivales de India (Society for the confluence of festivals in India), el cannabis, o bhang como se lo conoce, *"Si se ingiere en cantidades adecuadas cura la fiebre, la disentería y la insolación. Ayuda a eliminar la flema, acelera la digestión, aumenta el apetito, cura imperfecciones del habla y el ceceo. Además, refresca el intelecto y proporciona estado de alerta al cuerpo y alegría a la mente."*

De hecho, las primeras infusiones de cannabis conocidas probablemente se originaron en India donde aún es considerada una bebida sagrada relacionada al Dios Shiva. Remontándonos unos 1000 DC o antes, el bhang era dado a invitados para poner a prueba su religiosidad y su lealtad a sus anfitriones. Además, era muy utilizado en festivales sagrados.

Según cuenta la historia, Shiva, una deidad Hindú, estaba muy enojado y caminando fuera un día cuando se detuvo para resguardarse del sol, bajo una planta de cannabis. Sin saber lo que era, comió unas hojas y sintió que su ansiedad y enojo se disipaban. Afirmó que debía meditar más y sintió una claridad trascendental. Luego de su experiencia, compartió su conocimiento con todos los que lo rodeaban. Hasta el día de hoy, aún se lo denomina el Dios del Bhang.

En India, el Bhang es preparado al hacer pesto con hojas y brotes de cannabis y luego se le agrega leche caliente, especias y ghee, que es similar a la manteca en occidente. También puedes probar agregándole una cucharada de miel a la mezcla.

Otra manera popular de hacer una infusión de cannabis infusión es moliendo hojas y capullos de cannabis, por ejemplo con un molinillo de café, y luego colocando su contenido en una bolsita de té vacía. Llevar el agua a punto de hervor en una cacerola y luego reducir el fuego, agregar un poco de manteca, leche, leche de coco o aceite de coco e introducir la bolsita de té en la cacerola. Déjalo hervir a fuego lento por unos 20 minutos. Retíralo del fuego y déjalo reposar por otros 45 minutos antes de consumirlo.

Otra idea podría ser mezclar las hojas o brotes de cannabis con otro té, como por ejemplo citronela. Coloca la citronela y el cannabis en una taza de té, agrega agua caliente y déjalo reposar un rato antes de consumirlo. De nuevo, puedes endulzarlo a tu gusto.

Un dato importante que deberías saber es que el THC es una sustancia soluble en grasa. ¿Qué significa esto? Significa que si no agregas aceite de algún tipo, o manteca o ghee, en tu té, los efectos serán mínimos o inexistentes, ya que el agua sola no separa el THC de las hojas.

7 BÁLSAMO DE CANNABIS

El bálsamo de cannabis, o ungüento o pomada como alguno lo llaman, es muy fácil de hacer. Lo puedes hacer mezclando dos tazas de marihuana con dos tasas de aceite de coco y aproximadamente 56 gramo de cera de abeja. Para darle un aroma más agradable, puedes agregarle a la mezcla un aceite esencial a tu gusto. Lavanda es generalmente una buena opción porque tiene sus propias propiedades curativas y relajantes.

La manera de realizarlo es la siguiente:

Comienza colocando el cannabis en el horno en una placa a 200 grados por unos 20 minutos. Esto se llama decarboxilar la planta. En otras palabras, la decarboxilación significa tostar la planta para activar su contenido de THC u obtener lo máximo posible de sus propiedades curativas. El cannabis debe ser estar bien separado y colocado de manera uniforme en la placa y debe girarlo cada tanto para asegurarte de que todas las partes se doren de manera pareja. Una vez que esté listo, quítalo del horno y muélelo un poco con un molinillo de café.

Mientras el cannabis está en el horno, coloca aceite de coco en una olla, en la hornilla, a fuego muy lento.

Agrega el cannabis base al aceite y déjalo hervir lentamente por unos 20 minutos. Cuando quites el aceite infusionado en cannabis de la hornilla, deberás filtrarlo utilizando algo como una estopilla; para quitar todas las partes de la planta. Asegúrate de escurrir la estopilla para extraer todo el aceite.

Luego, en una olla separada derrite la cera de abeja. Una vez que esté derretida, puedes agregarla al aceite de coco infusionado en cannabis y con el aceite esencial que hayas elegido. Déjalo reposar y enfriar un poco. Luego viértelo en un frasco. Una vez que se haya enfriado completamente, comenzará a solidificarse y lo podrás almacenar en el refrigerador.

Si deseas potenciar el aceite de cannabis y proporcionarle propiedades curativas adicionales, mientras está caliente, puedes agregarle una cucharada cloruro de magnesio.

El cloruro de magnesio es esencial para el cuerpo humano pero, hoy en día, la mayoría de las personas padecen deficiencia de magnesio debido a la mala alimentación con mucha azúcar refinada y alimentos procesados. La deficiencia de magnesio conlleva a todo tipo de problemas tales como enfermedades coronarias, depresión, irritabilidad e insomnio;   entre   otros.

Lamentablemente, debido a la excesiva cantidad de cultivos, el uso de pesticidas, las condiciones del suelo y las modificaciones genéticas de alimentos, frutas y vegetales, lo hoy en día compramos, solo contienen rastros de magnesio o simplemente carecen de él.

Los estudios han demostrado que el magnesio beneficia la prevención del cáncer y cómo puede ser utilizado para curar esta enfermedad. De acuerdo con el estudio: *MAGNESIUM IN ONCOGENESIS AND IN ANTI-CANCER TREATMENT: INTERACTION WITH MINERALS AND VITAMINS*, las regiones en donde hay mayor deficiencia de magnesio tiene la mayor cantidad de casos   de   cáncer.

"Un informe de Rusia mostró que el cáncer de estómago es cuatro veces más común (40/100,000) en Ucrania donde el contenido de MG del suelo y el agua potable es menor que en Armenia (10/100,000), donde el contenido de Mg es más de dos veces mayor (14,66-68.) Un reciente análisis morfológico y estadístico de muerte por neoplásica en dos comunidades de Polonia (69) reveló un aumento de casi tres veces tasa de mortalidad en un área con suelo con bajo Mg (27%) que en uno con suelo con alta cantidad de Mg (10%). Los males se atribuyen por esta diferencia fueron principalmente adenocarcinoma y carcinoma espinocelular en el tracto gastrointestinal (61.3%) y en el sistema respiratorio (22.3%)."

A pesar de que el magnesio puede ser ingerido de manera segura,   también puede ser utilizado de manera externa al ser aplicado sobre la piel en forma de óleo. Es absorbido a través de los poros de la piel.

Entonces, ¿qué usos tiene el bálsamo de cannabis?

Puedes utilizarlo para dar masajes y aliviar dolores y tensiones en el cuerpo. Puedes utilizarlo sobre raspones, cortes, forúnculos y picadura de insectos. En algunos casos es efectiva contra picazones en la piel. Además, está comprobado que es efectivo en tratamientos contra el acné; de acuerdo con un estudio publicado por el Journal of Clinical Investigation.

Actualmente, no existen conclusiones reales de investigaciones científicas, que puedas encontrar, que relacione la eficacia del bálsamo de cannabis y el tratamiento de otras enfermedades de la piel crónicas tales como psoriasis y eczema. La buena noticia es que, con las nuevas leyes en relación al cannabis, las nuevas investigaciones en esta área están siendo realizadas por lo que no tardarán demasiado en tener noticias del área medicinal. Más buenas noticias, existen muchos testimonios en línea, de personas que sufren psoriasis, que afirman que el cannabis les ha ayudado enormemente de alguna manera. También hay artículos de médicos neuropáticos que avalan esta teoría.

Por último, la investigación del 2014: *Involvement of the endocannabinoid system in osteoarthritis pain* sugiere que los cannabinoides muestran *"resultados prometedores* que *se han obtenido recientemente en apoyo al valor terapéutico de los cannabinoides para el manejo de la osteoartritis."*

8 ACEITE DE CANNABIS

El proceso para producir el aceite de cannabis para ser ingerido, es muy similar al proceso que deberías usar para realizar el bálsamo, sin cera de abejas. De hecho, puedes realizar ambos con un mismo lote de cannabis y aceite de coco. De nuevo, puedes utilizar una proporción de dos tazas de marihuana para dos tazas de aceite de coco puro y extra virgen.

El procedimiento de preparación es básicamente el mismo. Comienzas colocando el cannabis en el horno en una placa a unos 200 grados por unos 20 minutos para decarboxilar la planta. Expliqué esto en la sección anterior. El cannabis debe ser estar bien separado y colocado de manera uniforme en la placa y debe girarlo cada tanto para asegurarte de que todas las partes se doren de manera pareja. Una vez que esté listo, quítalo del horno y muélelo un poco con un molinillo de café.

El proceso de infusión es un poco distinto. De hecho, mientras el cannabis está en el horno, el aceite de coco debe ser puesto en una pequeña olla, a baja temperatura, y permitir que se derrita despacio.

A este punto, cuando obtienes el cannabis base, lo deberás empaquetar con una estopilla y asegurarte de que no salga el aceite.

Añade el paquete del cannabis base al aceite, en la olla a fuego lento, y déjalo reposar allí a baja temperatura por unas 4 o 5 horas. Asegúrate de que el paquete esté empapado en aceite de coco. Más o Cada alrededor de una hora, deberás voltear el paquete para asegurarte de que todas las propiedades del cannabis infusionen con el aceite.

Luego de 4 o 5 horas obtendrás un aceite verde amarronado claro. Al quitar el paquete asegúrate de escurrirlo bien para extraer todo el aceite que tenga. Lo ideal sería que uses guantes de látex limpios (u otro material) para realizar este proceso.

A este punto, como mencioné en la sección anterior, puedes añadir magnesio al aceite para potenciar sus efectos.

Ahora tienes dos opciones. Puedes rellenar las cápsulas de gel vacías con el aceite; utilizando un gotero o puedes ponerlo en un frasco y usarlo, como y cuando lo necesites, agregándolo a las comidas que preparas.

Una advertencia muy importante. Con cualquiera de los dos que uses, se prudente con la dosis que ingieres. Si usas cápsulas, toma una por día y preferiblemente en momentos en los que no vayas a realizar nada. Si lo agregas a la comida, asegúrate de que lo consumas en momentos en los que no tengas mucho por hacer. Quedarás drogado. Entonces, dependiendo de tu tolerancia, por ejemplo, tu capacidad para manejar estará disminuida.

Si utilizas una cuchara de té para dosificar la ración, comienza con 1/4 de cuchara e increméntala moderadamente hasta alcanzar la cantidad que se adapte mejor a tu nivel de tolerancia. Recuerda, el objetivo es proveer al cuerpo con curaciones de soporte y no convertirse en un zombi que "no está en su sano juicio".

También debes tener en cuenta que, dependiendo de tu tasa metabólica, puede tomarte hasta 40 minutos sentir los efectos del cannabis ingerido. Por lo tanto, solo porque no tengas efectos inmediatos no significa que no los tendrás. No sigas ingiriendo más y más.

9 HACER JUGO CON HOJAS CRUDAS DE CANNABIS

Hacer jugo con hojas crudas de cannabis tiene varias propiedades beneficiosas para la salud. Es antioxidante y antiinflamatorio y la buena noticia es, para aquellas personas que no desean estar "puestos" que deviene de calentar cannabis, NO quedarán drogados.

No tiene absolutamente ninguna diferencia con hacer jugo de col rizada o pasto agropiro, por ejemplo. Sin embargo, aun así podrás obtener los beneficios del contenido de cannabinoides de la planta.

Las hojas del cannabis son bastante parecidas a cualquier otro vegetal de hojas verdes. Está llena de nutrientes valiosos tales como: hierro, calcio y fibra. Una vez que haces jugo con las hojas, las fibras se rompen.

El proceso de hacer jugo es bastante fácil. Debes recoger unas hojas de cannabis de entre 10 y 15 de largo, lavarlas completamente y ponerlas en un buen exprimidor. Una vez que hayas extraído el jugo, estará listo para tomar. Como todos los jugos frescos, para obtener los beneficios más óptimos, deberías tomarlos dentro de los 20 minutos de realizar el jugo.

Algunas personas sienten que el jugo de cannabis tiene un sabor amargo. Por lo que podrás agregarle un poco de jugo de frutas o vegetales a tu elección. Mientras que tengas a mano un buen exprimidor, es una gran idea hacer tu propio jugo fresco para agregarle a la mezcla. Una sugerencia sería jugo fresco de manzana.

Sin embargo, si compras jugos pre envasados para agregar a la mezcla, asegúrate de que esté hecho 100% con fruta pura y no está hecho 100% con concentrados de frutas, que no tiene ninguna propiedad beneficiosa para la salud. Una vez que la fruta es convertida en concentrado, pierde todos sus nutrientes valiosos tales como: vitaminas, minerales, ácido fólico, carotenos, fibra y otros más.

Si deseas saber más sobre el concentrado de fruta y su proceso, puedes encontrar una gran cantidad de fuentes en línea.

Apéndice

El cannabis elimina células de tumores

* http://www.ncbi.nlm.nih.gov/pmc/articles/PMC1576089

* http://www.ncbi.nlm.nih.gov/pubmed/20090845

* http://www.ncbi.nlm.nih.gov/pubmed/616322

* http://www.ncbi.nlm.nih.gov/pubmed/14640910

Cáncer uterino, testicular y de páncreas

* http://www.cancer.gov/cancertopics/pdq/cam/cannabis/healthprofessional/page4

* http://www.ncbi.nlm.nih.gov/pubmed/20925645

Cáncer cerebral

* http://www.ncbi.nlm.nih.gov/pubmed/11479216

Cáncer de boca y laringe

*   http://www.ncbi.nlm.nih.gov/pubmed/20516
    734

Cáncer de mama

*   http://www.ncbi.nlm.nih.gov/pubmed/18454
    173

*   http://www.ncbi.nlm.nih.gov/pubmed/16728
    591

*   http://www.ncbi.nlm.nih.gov/pubmed/96531
    94

Cáncer de pulmón

*   http://www.ncbi.nlm.nih.gov/pubmed/25069
    049

*   http://www.ncbi.nlm.nih.gov/pubmed/22198
    381?dopt=Abstract

*   http://www.ncbi.nlm.nih.gov/pubmed/21097
    714?dopt=Abstract

Cáncer de próstata

*   http://www.ncbi.nlm.nih.gov/pubmed/12746
    841?dopt=Abstract

- http://www.ncbi.nlm.nih.gov/pmc/articles/PMC3339795/?tool=pubmed

- http://www.ncbi.nlm.nih.gov/pubmed/22594963

- http://www.ncbi.nlm.nih.gov/pubmed/15753356

Cáncer hematológico

- http://www.ncbi.nlm.nih.gov/pubmed/12091357

- http://www.ncbi.nlm.nih.gov/pubmed/16908594

Cáncer de piel

- http://www.ncbi.nlm.nih.gov/pubmed/12511587

- http://www.ncbi.nlm.nih.gov/pubmed/19608284

Cáncer de hígado

- http://www.ncbi.nlm.nih.gov/pubmed/21475304

Curas del cáncer con Cannabis (general)

- http://www.ncbi.nlm.nih.gov/pubmed/12514 108

- http://www.ncbi.nlm.nih.gov/pubmed/15313 899

- http://www.ncbi.nlm.nih.gov/pubmed/20053 780

- http://www.ncbi.nlm.nih.gov/pubmed/18199 524

Cáncer de cabeza y cuello

- http://ww.ncbi.nlm.nih.gov/pmc/articles/PM C2277494

Cáncer de colangiocarcinoma

- http://ww.ncbi.nlm.nih.gov/pubmed/199167 93

- http://www.ncbi.nlm.nih.gov/pubmed/21115 947

Leucemia

- http://www.ncbi.nlm.nih.gov/pubmed/15454482

- http://www.ncbi.nlm.nih.gov/pubmed/16139274

- http://www.ncbi.nlm.nih.gov/pubmed/14692532

Eliminación parcial/total de células cancerosas inducidas por el Cannabis

- http://www.ncbi.nlm.nih.gov/pubmed/12130702

- http://www.ncbi.nlm.nih.gov/pubmed/19457575

- http://www.ncbi.nlm.nih.gov/pubmed/18615640

- http://www.ncbi.nlm.nih.gov/pubmed/17931597

- http://www.ncbi.nlm.nih.gov/pubmed/18438336

- http://www.ncbi.nlm.nih.gov/pubmed/19916
793

Translocación-positiva de rabdomiosarcoma

- http://www.ncbi.nlm.nih.gov/pubmed/19509
271

Linfoma

- http://www.ncbi.nlm.nih.gov/pubmed/18546
271

- http://www.ncbi.nlm.nih.gov/pubmed/16936
228

- http://www.ncbi.nlm.nih.gov/pubmed/16337
199
-
- http://www.ncbi.nlm.nih.gov/pubmed/19609
004

El cannabis elimina células cancerosas

- http://www.ncbi.nlm.nih.gov/pubmed/16818
634

- http://www.ncbi.nlm.nih.gov/pubmed/12648025

- http://www.ncbi.nlm.nih.gov/pubmed/17952650

- http://www.ncbi.nlm.nih.gov/pubmed/16835997

Melanoma

- http://www.ncbi.nlm.nih.gov/pubmed/17065222

Carcinoma tiroideo

- http://www.ncbi.nlm.nih.gov/pubmed/18197164

Cáncer de colon

- http://www.ncbi.nlm.nih.gov/pubmed/18938775

- http://www.ncbi.nlm.nih.gov/pubmed/19047095

Inflamación y cáncer intestinal

- http://www.ncbi.nlm.nih.gov/pubmed/19442 536

Cannabinoides en la salud y las enfermedades

- http://www.ncbi.nlm.nih.gov/pubmed/18286 801

El Cannabis inhibe la invasión de células cancerígenas

- http://www.ncbi.nlm.nih.gov/pubmed/19914 218

Bibliografía y referencias:

WHO | Diabetes
http://www.who.int/mediacentre/factsheets/fs312/en
/

WHO | Pharmaceutical Industry
www.who.int/trade/glossary/story073/en/

Open Secrets
http://www.opensecrets.org/industries/indus.php?in
d=h04

Forbes
http://www.forbes.com/forbes/welcome/

Persecuted (and murdered) doctors, health
professionals
http://www.whale.to/a/persecuted_doc_h.html

Complete Health and Happiness
http://complete-health-and-
happiness.com/cannabinoid-oil-saves-babys-life-by-
dissolving-brain-tumor-after-family-rejects-
chemotherapy/

Visiongain
https://www.visiongain.com/Press_Release/405/Dia
betes-drugs-market-will-reach-55-3bn-in-2017-
with-further-growth-to-2023-predicts-visiongain-in-
new-report

Marihuana: The First Twelve Thousand Years"
Ernest L Abel, 1980
http://files.meetup.com/18500005/Abel.%20marihu
ana%20the%20first%20twelve%20thousand%20ye
ars.pdf

Independent Drug Monitoring Unit
http://www.idmu.co.uk/historical.htm

Thrillist
https://www.thrillist.com/vice/30-places-where-
weed-is-legal-cities-and-countries-with-
decriminalized-marijuana

Neuroscience. 2nd edition.
Purves D, Augustine GJ, Fitzpatrick D, et al.,
editors.
Sunderland (MA): Sinauer Associates; 2001.

Science Explains How Cannabis Kills Cancer Cells
| CBD-Healthcare News
https://www.youtube.com/watch?v=5RtRil2ND-E

Society for the confluence of Festivals in India
http://www.holifestival.org/tradition-of-bhang.html

Medicinal Marijuana Association
http://www.medicinalmarijuanaassociation.com/me
dical-marijuana-blog/3-lessons-learned-about-
cannabis-tea

The journal of Clinical Investigation
https://www.jci.org/articles/view/64628

Involvement of the endocannabinoid system in osteoarthritis pain.
European Journal of Neuroscience 2014 Feb.
La Porta C. Bura SA. Negrete R. Maldonado R.
http://www.ncbi.nlm.nih.gov/pubmed/24494687

Cannabidiol for neurodegenerative disorders: important new clinical applications for this phytocannabinoid?
Javier Fernández-Ruiz,[1,2,3] Onintza Sagredo,[1,2,3] M Ruth Pazos,[4] Concepción García,[1,2,3] Roger Pertwee,[5] Raphael Mechoulam,[6] and José Martínez-Orgado[4,7]
Br J Clin Pharmacol. 2013 Feb; 75(2): 323–333.
Published online 2012 May 25. doi: 10.1111/j.1365-2125.2012.04341.x
http://www.ncbi.nlm.nih.gov/pubmed/22625422

Impact of cannabidiol on the acute memory and psychotomimetic effects of smoked cannabis: naturalistic study: naturalistic study [corrected].
Morgan CJ[1], Schafer G, Freeman TP, Curran HV.
Br J Psychiatry. 2010 Oct;197(4):285-90. doi: 10.1192/bjp.bp.110.077503.
http://www.ncbi.nlm.nih.gov/pubmed/20884951

Marijuana may improve memory and help fight Alzheimer's
The Telegraph - Richard Alleyne, Science Correspondent
19 Nov 2008
http://www.telegraph.co.uk/news/science/science-

news/3485163/Marijuana-may-improve-memory-and-help-fight-Alzheimers.html

Cannabis reduces tumor growth in study
Written by David McNamee
Last reviewed: Mon 13 July 2015
http://www.medicalnewstoday.com/articles/279571.php

Magnesium in oncogenesis and in anti-cancer treatment: Interaction with minerals and vitamins.
Mildred S. Seelig, M.D., M.P.H.
In Adjuvant Nutrition in Cancer Treatment, Eds. P. Quillan and R. M. Williams. Publ Cancer Treatment Research Foundation, 1993. Chapt. 15:238-318.
http://www.mgwater.com/cancer.shtml

Cannabinoids inhibit neurodegeneration in models of multiple sclerosis
Gareth Pryce, Zubair Ahmed, Deborah J. R. Hankey, Samuel J. Jackson, J. Ludovic Croxford, Jennifer M. Pocock, Catherine Ledent, Axel Petzold, Alan J. Thompson, Gavin Giovannoni, M. Louise Cuzner, David Baker
DOI: http://dx.doi.org/10.1093/brain/awg224

Diverse functions of ceramide in cancer cell death and proliferation.
Saddoughi SA[1], Ogretmen B
http://www.ncbi.nlm.nih.gov/pubmed/23290776

How Cannabis Oil Works to Kill Cancer Cells
Dennis Hill
http://www.cureyourowncancer.org/how-cannabis-oil-works.html#sthash.IA04zKZO.dpuf

Neuroprotective effects of phytocannabinoid-based medicines in experimental models of Huntington's disease.
Sagredo O[1], Pazos MR, Satta V, Ramos JA, Pertwee RG, Fernández-Ruiz J.
http://www.ncbi.nlm.nih.gov/pubmed/21674569

Cannabis (medical marijuana) treatment for motor and non-motor symptoms of Parkinson disease: an open-label observational study.
(http://www.ncbi.nlm.nih.gov/pubmed/24614667)

CBD improves well-being and quality of life in Parkinson's disease patients.
Effects of cannabidiol in the treatment of patients with Parkinson's disease: an exploratory double-blind trial.
(http://www.ncbi.nlm.nih.gov/pubmed/25237116

Epilepsy Foundation Colorado
The Use of Cannabis to Treat Children with Epilepsy
Updated February 2016
http://www.epilepsycolorado.org/news-research/medical-marijuana/efco-report-to-the-community/

Safety and Efficacy of Medical Cannabis Oil for Behavioral and Psychological Symptoms of Dementia: An-Open Label, Add-On, Pilot Study. Shelef A[1], Barak Y[1], Berger U[2], Paleacu D[1], Tadger S[1], Plopsky I[1], Baruch Y[1].
http://www.ncbi.nlm.nih.gov/pubmed/26757043

American Academy of Ophthalmology
Written by: David Turbert, contributing writer: Dayle Kern
Reviewed by: Dr. J. Kevin McKinney, MD, MPH
Jun. 27, 2014
http://www.aao.org/eye-health/tips-prevention/medical-marijuana-glaucoma-treament

MIS PLEGARIAS PARA TODOS USTEDES

Tengan siempre felicidad y las causas de felicidad
Tengan siempre buena salud y las causas de buena salud
Que nunca sufras ni las personas que amas.
Que se elimina de tu vida todo lo que te haga sufrir.
¡Vive, ama y sé feliz!
¡La vida es realmente muy corta!

.